7 Instrumentenkunde

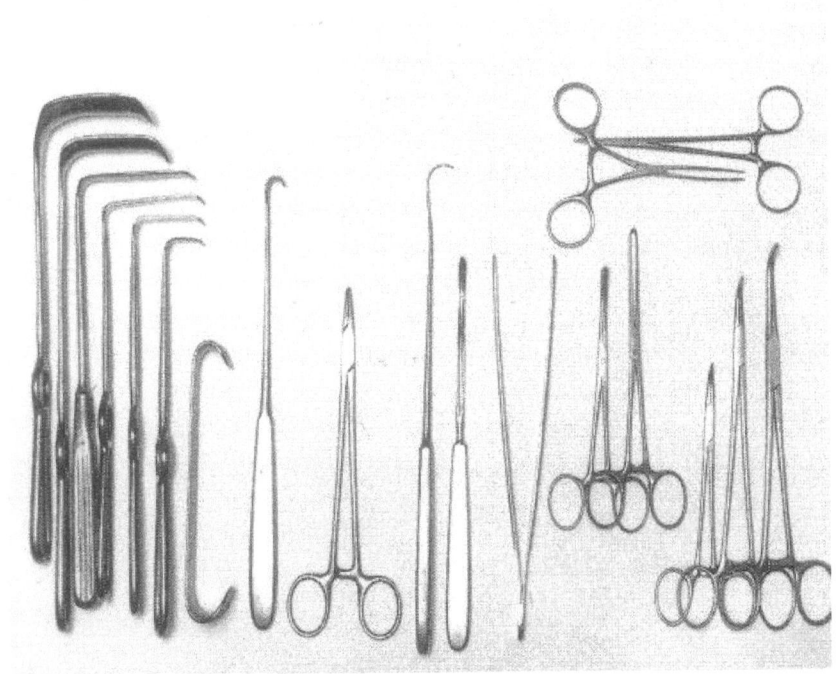

Oliver Bahn (M.Sc.) 2023

Inhaltsverzeichnis:

1   Ziel des Unterrichts: 5

2   Einleitung   6

3   Benennung und Einteilung der Instrumente: 7

     3.1   Benennung nach Personen: 7

     3.2   Benennung nach der Funktion: 7

     3.3   Benennung nach den Eigenschaften: 7

     3.4   Benennung nach der Form: 8

     3.5   Benennung nach Organen: 8

     3.6   Benennung und Einteilung der Instrumente nach chirurgischen

            Spezialbereichen: 8

     3.7   Instrumente für die Allgemeinchirurgie   8

     3.8   Instrumente für die Augenchirurgie   8

     3.9   Instrumente für endoskopische Operationen (Minimal-Invasive-Chirurgie)   9

     3.10   Instrumente für die Gynäkologie (Frauenheilkunde) und Geburtshilfe   9

     3.11   Instrumente für die Hals- Nasen- Ohrenchirurgie   9

     3.12   Instrumente für die Herz- und Gefäßchirurgie   9

3.13   Instrumente für die Kiefer- und Gesichtschirurgie   9

3.14   Instrumente für die Kinderchirurgie   9

3.15   Instrumente für die Knochenchirurgie – Unfallchirurgie, Orthopädie   10

3.16   Instrumente für die Neurochirurgie   10

3.17   Instrumente für die Thoraxchirurgie   10

3.18   Instrumente in der Urologie   10

3.19   Instrumente für die Thoraxchirurgie   10

4   Typische Merkmale Chirurgische, Anatomischer und Atraumatischer
     Instrumente   11

4.1   Maulflächen der Instrumente   11

4.1.1   Chirurgische Maulflächen: 11

4.1.2   Anatomische Maulflächen: 11

4.1.3   Atraumatische Maulflächen: 12

4.2   Hartmetalleinlagen   12

4.2.1   Kennzeichnung: 12

4.3   Sperren   13

4.4   Skalpelle und Messer   13

5   Einteilung der Instrumente nach Ihrem Verwendungszweck: 13

    5.1   Gewebedurchtrennende Instrumente   14

        5.1.1   Scheren   14

        5.1.2   Meißel   16

        5.1.3   Rasparatorien   17

        5.1.4   Löffel   18

        5.1.5   Dissektor   18

        5.1.6   Hohlmeißelzangen, Knochensplitterzangen, Knochenstanzen   19

    5.2   Gewebefassende Instrumente   19

        5.2.1   Pinzetten   19

        5.2.2   Klemmen   22

        5.2.3   Zangen   26

    5.3   Gewebeweghaltende Instrumente   27

        5.3.1   Gewebezusammenführende Instrumente   30

    5.4   Gewebeschützende Instrumente   32

    5.5   Gewebetastende Instrumente   32

5.6   **Implantierungsinstrumente**   **33**

   5.6.1   **Zur Osteosynthese**   **33**

   5.6.2   **Zur Implantation von Hüft- und Kniegelenksprothesen**   **33**

   5.7   **Instrumente zur Absaugung**   **34**

   5.7.1   **Saugeransätze**   **34**

6   **Einige Beispiele von Instrumentensieben**   **35**

7   **Prüfung und Pflege von Instrumenten**   **38**

8   **Instrumentenkunde im Praktikum**   **38**

9   **Literaturverzeichnis:**   **38**

Soweit in diesem Skriptum personenbezogene Ausdrücke verwendet werden, umfassen sie Frauen und Männer gleichermaßen (Mitarbeiterin/Mitarbeiter, Patient/Patientin).

Instrumentenkunde

1 Ziel des Unterrichtes:

Der Teilnehmer / die Teilnehmerin soll im Rahmen des Unterrichts folgende grundlegende Kompetenzen erwerben

- Kann chirurgische Instrumente nach Merkmalen den verschiedenen Instrumentengruppen zuordnen

- Kann chirurgische Instrumente nach Personen eingeteilt benennen

- Kann chirurgische Instrumente nach Funktionen, Form, Organen oder Herstellern benennen

- Kann chirurgische Instrumente nach ihrem Verwendungszweck einteilen

- Erkennt Zusammenhänge von Instrumentenzuordnung und Packlisten

2 Einleitung

In Aufbereitungseinheiten für wiederaufbereitbare Medizinprodukte werden chirurgische Instrumente mit unterschiedlichen Methoden Packlisten oder Setsystemen zugeordnet. Es ist notwendig, dass Mitarbeiterinnen und Mitarbeiter die Benennung und vielfältigen Zuordnungsmöglichkeiten kennen.

Um die Entwicklung der Namensgebungen und Zuordnungsmöglichkeiten besser zu verstehen muss man in die Geschichte der Instrumentenherstellung blicken.

Diese reicht bis in die Urzeit zurück, wo natürliche Werkstoffe, wie Knochen und Steine als „Instrumente" verwendet wurden.

Ein kurzer Einblick in die Geschichte der Instrumentenherstellung wird im Skriptenteil Werterhalt von wiederaufbereitbaren Medizinprodukten beschrieben.

3   Benennung und Einteilung der Instrumente:

Instrumentennamen können im Rahmen des Aufbereitungsprozesses von großer Bedeutung sein. Die Zuordnung in Packlisten (speziell in elektronischer Form) erfolgt sehr häufig nach deren Namen und der Artikelnummer.

Im Folgenden werden beispielhaft chirurgische Instrumente den einzelnen Gruppen zugeordnet aufgezählt.

Wiederaufbereitbare Instrumente für die Anästhesie und Intensivmedizin, werden in Fachkunde 2 im Rahmen des Werterhalts für Medizinprodukte erläutert.

Instrumente können nach verschiedenen Gesichtspunkten eingeteilt werden, wie

3.1   Benennung nach Personen:

Zum Beispiel: Ärzte, Instrumentenmacher, Techniker oder andere Personen, die entweder die Instrumente entwickelt, ihre Entwicklung beeinflusst oder sie bekannt gemacht haben z.B.:

- **Gigli**-Säge
- **Kocher**-Rinne
- **Langenbeck**-Haken
- **Lexer**-Meißel
- **Pèan**-Klemme

3.2   Benennung nach der Funktion:

Zum Beispiel:

- Bohrer
- Gewindeschneider
- Hebel
- Meißel
- Nadelhalter

3.3   Benennung nach den Eigenschaften:

Zum Beispiel:

- **Atraumatische** Pinzette
- **Fass**zange
- **scharfer** Haken
- **Tast**häkchen
- Weiche Klemme

3.4   Benennung nach der Form:

Zum Beispiel:

- **Bajonett**pinzette
- **Knopf**kanüle
- **Kugel**zange

3.5   Benennung nach Organen:

Zum Beispiel:

- **Darm**klemme
- **Gallenblasen**fasszange
- **Gefäß**schere
- **Meniskus**haken
- **Nieren**schale

3.6   Benennung und Einteilung der Instrumente nach chirurgischen Spezialbereichen

Um gemeinsam mit den Anwendern praktikable Siebe zusammenstellen zu können, ist es wichtig, dass man die Zuordnung zu den einzelnen Fachgebieten kennt.

Im Rahmen dieser Zuordnung kann man gleichzeitig bereits eine Einteilung der Instrumente hinsichtlich Risiko bei der Aufbereitung machen.

Siehe auch Einteilung der Medizinprodukte nach dem Risiko bei der Aufbereitung nach RKI (Robert Koch Institut).

3.6.1   Instrumente für die Allgemeinchirurgie

<u>**Grund-Instrumente:**</u>

Scheren, Pinzetten, Klemmen, Nadelhalter, Wundhaken, Wundspreizer, usw.

<u>**Instrumente für Magen–Darmchirurgie:**</u>

Darmklemmen, Klammernahtapparate, Stapler, Gewebefasszangen, Allisklemmen, usw.

3.6.2   Instrumente für die Augenchirurgie

Lidsperrer, Lidhaken, Mikroinstrumente, spez. Pinzetten (Sklerapinzette), Iridektomieschere, Keratomieschere, Satomesser, spez. Stanzen, Bohrer. Repositionshäkchen für Linsen, Irisspatel, Hornhautschere usw.

3.6.3 Instrumente für endoskopische Operationen (Minimalinvasive Chirurgie):

Sind speziell konstruierte Langschaftinstrumente und Optiken die in der minimalinvasiven Chirurgie zum Einsatz kommen. Klemmen, Scheren, Fasszangen, Weghalteinstrumente und Instrumente für die Hochfrequenzchirurgie sind speziell dafür gebaut um durch kleinste Körperöffnungen (mit und ohne Trokarkörper) Operationen durchführen zu können.

Endoskopische Instrumente kommen in nahezu allen Bereichen der Chirurgie zum Einsatz.

3.6.4 Instrumente für die Gynäkologie (Frauenheilkunde) und Geburtshilfe

Scheidenspekula, Sperrersysteme, Hegarstifte, Fasszangen, Hakenzangen, Museux, Saug- und Biopsieküretten, Uterussonden, Gewicht, Parametriumschere, Parametriumklemmen, Mikroinstrumente, PE-Zangen, Uteruslöffel, Nabelschnurschere, Geburtszangen, Instrumente zur Hysterosapingographie, Endoskopische Instrumente, usw.

3.6.5 Instrumente für die Hals- Nasen- Ohrenchirurgie

Nasenspekula, Ohrspekula, Laryngoskop, Ohrzängchen, Löffelzängchen, Ohrscheren, spez. Messer, Paracentesenadeln, versch. Häkchen, Dissektoren, Messsonden, Raspatorien.

3.6.6 Instrumente für die Herz- und Gefäßchirurgie

Thoraxspreizer, Aortenklemmen, Arterienklemmen, atraumat. Pinzetten, Cooleyklemmen, Satinskyklemmen, Atriumhaken, Bulldogklemmen Klappensizer, Mikroinstrumente, Dissektor, Winkelscheren, Gefäßnadelhalter, Coronarsauger, Haemoclipapplikatoren, Drahtnadelhalter, -klemmen, - scheren usw.

3.6.7 Instrumente für die Kiefer- und Gesichtschirurgie

Zahnextraktionsinstrumente, Repositionsinstrumente, Mundsperrer, selbsthaltender Lippensperrer, Zungendrücker, - spatel, -zangen, intra – orale Retraktoren, Progeniehaken, Raspatorien, Ahlen, Mobilisierhaken, Implantationsinstrumente usw.

3.6.8 Instrumente für die Kinderchirurgie

In der Kinder- und Jugendchirurgie kommen chirurgische Instrumente in speziellen Größen zu Einsatz.

3.6.9 Instrumente für die Knochenchirurgie – Unfallchirurgie, Orthopädie

Diverse Antriebsmaschinen, Zinkenwundhaken, Hammer, Meissel, Raspatorien, Knochenstanzen, Hohlmeißel, Bohrer, Bohreransätze, Implantationsinstrumente, Knochenfeile, Elevatorien, Arthoskopie-Optik, usw.

3.6.10   Instrumente für die Neurochirurgie

Trepanationsinstrumente, Giglisäge, Duraspatel, Durascheren, Elevatorien, Stanzen, Mikroinstrumente, spez. Wundspreizer, Kopfhalterung n. Mayfield, Hirnspatel, Implantationsinstrumente für diverse Verplattungen, bajonettförmige Küretten, - Enukleatoren, verschied. Aneurysmenclipse und Applikationszangen, Kopfschwartenklemmen, - clipse (Raneyclips), Optiken, usw.

3.6.11   Instrumente für die Thoraxchirurgie

Rippen-/Thoraxsperrer mit verschiedenen Valven, Raspatorien, Rippenkontraktoren n. Bailey Lungenfaßzange n. Duval, Sternumsäge, Sternumscheren, Rippenscheren n. Brunner u. Sauerbruch, Lungenspatel, Bronchusklemmen, Sternummeißel und Hammer, usw.

3.6.12   Instrumente in der Urologie

Nierensteinzangen, Nierenfistelzangen, Cystoskop, Prostatahaken, Blasenwundspreizer, Blasenspatel, Dilatationsbougies, Otis f. Harnröhrenschlitzung, Katheter- Einführungsinstrumente, usw.

3.6.13   Instrumente für die Zahnheilkunde

Rotierende Instrumente wie Bohrer, Fräser und Schleifkörper, Wurzelkanalinstrumente Ultraschall- und Schallspitzen mit Lumen für die Innenkühlung, Hand- und Winkelstücke sowie Turbinen und Mundspiegel

4 Typische Merkmale chirurgischer, anatomischer und atraumatischer Instrumente

Die typischen Merkmale der Instrumente sind sehr häufig auch die kritischen Bereiche, die im Rahmen der Aufbereitung von diesen Instrumenten besonders zu beachten sind.

4.1 Maulflächen der Instrumente

4.1.1 Chirurgische Maulflächen:

Diese Maulflächen haben an den Arbeitsenden angebrachte Zähne die ein festes Halten des Gewebes ermöglichen. Die Zähne greifen in geschlossenem Zustand dabei immer ineinander. Die Anzahl der Zähne kann unterschiedlich sein und wird wie folgt angegeben:

Zum Beispiel: 1 x 2 Zähne, dies bedeutet, dass an einem Ende des Maulteils ein Zahn und am gegenüberliegenden zwei Zähne angebracht sind.

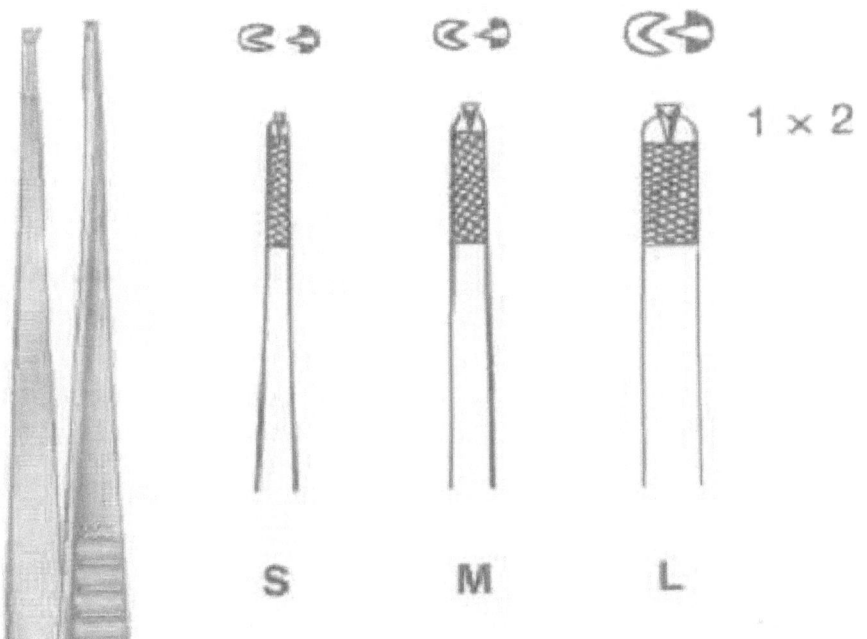

4.2 Anatomische Maulflächen:

Instrumente mit anatomischen Maulflächen kommen dort zur Anwendung, wo die Gefahr einer Verletzung des Gewebes durch die Zähne der chirurgischen Maulflächen besteht z.B. an der Magen- oder Darmschleimhaut.

Anatomische Maulflächen weisen verschiedene Variationen auf.

Hier die häufigsten Variationen:

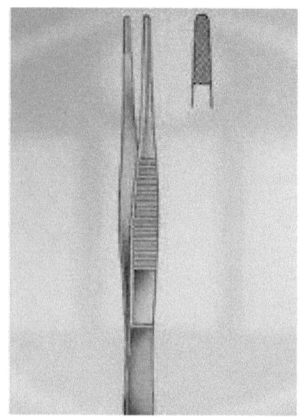 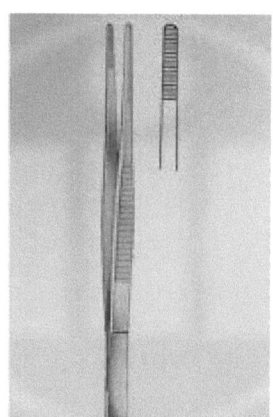

4.2.1 Atraumatische Maulflächen:

Dies sind Instrumente, deren Maulflächen ein besonderes Zahnprofil haben. Die besondere Zahnart und die Anordnung der Zähne verhindern beim Schließen der Maulteile eine Verletzung des Gewebes, oder der menschlichen Organe.

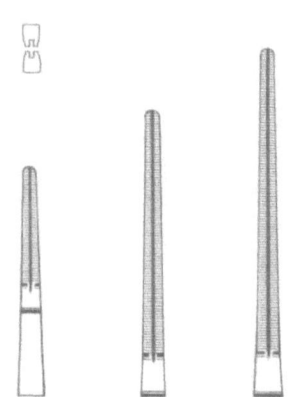
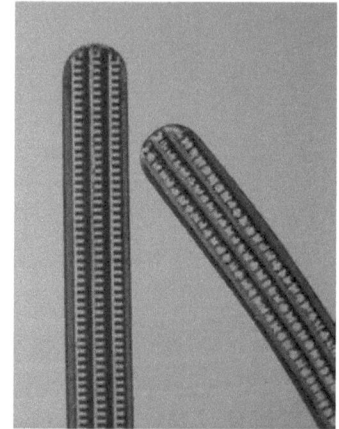

Atraumatische Maulflächen, Cooley   Doppelverzahnung n. De Bakey

Man unterscheidet zwischen einer Einfach- und Doppelverzahnung.

4.3 Hartmetalleinlagen

4.3.1 Kennzeichnung:

Chirurgische Instrumente mit einer Hartmetalleinlage sind durch goldene Ringe bei Klemmen, Scheren und Nadelhaltern, sowie durch ein goldenes Federteil bei Pinzetten gekennzeichnet.

Vorteile:

Diese Hartmetalleinlage erhöht die Lebensdauer der Instrumente, die Hersteller gewähren auf diese Einlagen meist eine erweiterte Garantie. Die Hartmetalleinlage ist meist auswechselbar.

4.4 Sperren

Sperren dienen dazu, die Branchen eines Instrumentes in einer bestimmten Stellung zu fixieren.

Folgende Sperrvorrichtungen werden verwendet:

- Zahnstange (Sperrstange)
- 2 gegenläufige Zahnstangen
- Feder
- eine Sperre
- Feder und Außensperre
- Gewindesperre
- Federbranchen

4.5 Skalpelle und Messer

Skalpelle mit auswechselbarer Klinge:

Die Klingenaussparungen und die Anschlüsse der Skalpellgriffe sind genormt. Somit können Klingen und Griffe verschiedener Hersteller untereinander ausgetauscht werden.

Die sterilen Einmalklingen werden einzeln meist in Aluminiumfolien verpackt angeboten.

5 Einteilung der Instrumente nach ihrem Verwendungszweck:

- Gewebedurchtrennende Instrumente
- Gewebefassende Instrumente
- Gewebeweghaltende Instrumente
- Gewebeschützende Instrumente
- Gewebetastende Instrumente
- Sonderinstrumente

5.1 Gewebedurchtrennende Instrumente

5.1.1 Scheren

Der Aufbau von Scheren:

Blätter:

Der eigentliche Arbeitsteil einer Schere unterscheidet sich in Blattrücken und Schneidkanten. Die Blattrücken liegen den Schneidkanten gegenüber. Die Blattlänge und –breite sowie die Form sind unterschiedlich gestaltet.

Schlussteil:

An diesem sind beide Scherenhälften beweglich miteinander verbunden.

Branchen mit Ringen:

Als Branchen bezeichnet man den Teil der Schere, der zwischen dem Schlussteil und den Ringen liegt. Zur Aufnahme der Finger schließen sich an die Branchen die sogenannten Ringe an. Man unterscheidet zwischen gleichen und ungleichen sowie geschlossenen und offenen Ringen.

Scherenformen:

Chirurgische Scheren sind gerade oder an den Blättern bzw. Arbeitsenden, im Schlussteil, an den Branchen oder an mehreren Scherenteilen gleichzeitig gebogen und / oder abgewinkelt. Um festzustellen, ob eine Schere auf-, ab-, nach rechts oder nach links gebogen bzw. abgewinkelt ist, legt man sie so auf einen Tisch, dass der Schraubenkopf des Schlussteils zu sehen ist.

Gefäßscheren:

Viele Gefäßscheren sind an den Arbeitsenden nach rechts oder links abgewinkelt. Der Winkel ist in Grad festgelegt: 25, 45, 60, 90 und 125 Grad.

Blattarten:

1. Spitz-stumpf

Ist eine Standardschere, die für Gewebe und medizinisches Hilfsmaterial verwendet werden kann.

2. Spitz-spitz

Zum Beispiel die Iris- und Mikroschere

3. Stumpf-stumpfe Schere mit halbstumpfen Blattenden

Sie findet ihre Verwendung als Präparierschere sowie in der Gefäßchirurgie

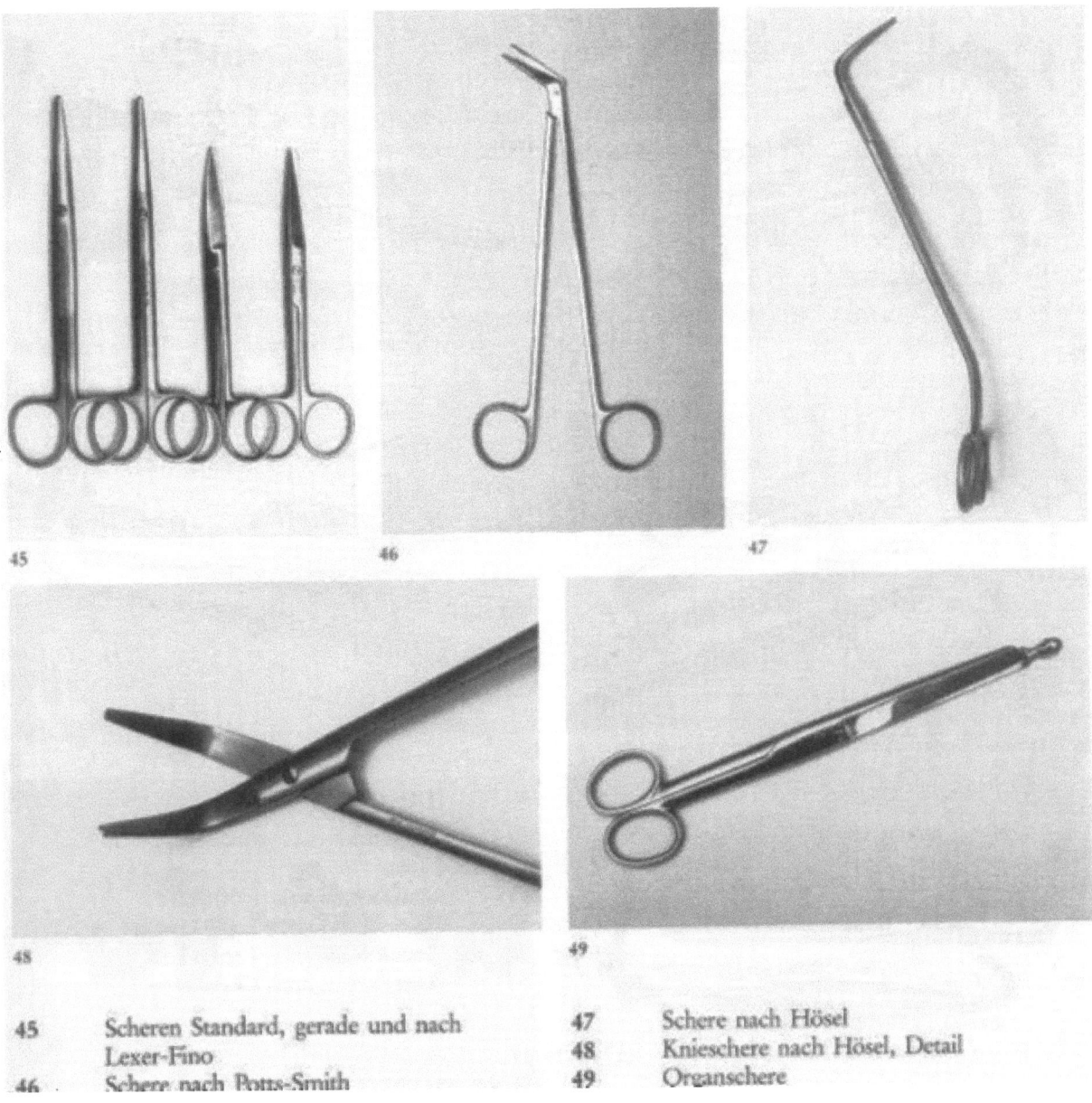

45

46

47

48

49

45	Scheren Standard, gerade und nach Lexer-Fino	47	Schere nach Hösel
46	Schere nach Potts-Smith	48	Kniesschere nach Hösel, Detail
		49	Organschere

Federscheren:

Zu den chirurgischen Scheren zählen auch die z.T. zierlichen und sehr empfindlichen Federscheren. Den Namen Federschere haben sie von den an den Branchenenden anschließenden Blattfedern.

Diese Fertigungsart ermöglicht ein gefühlvolles und gleichmäßiges Schneiden. Die Blätter sind auf- oder seitwärts gebogen bzw. abgewinkelt. Die Branchen sind gerade oder bajonettförmig gebogen. Sie haben präzisionsgeschliffene Schneidkanten.

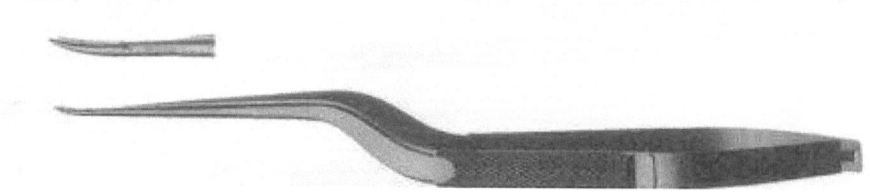

5.1.2 Meißel

<u>Verwendungszweck:</u>

Meißel werden zur Durchtrennung von Knochen oder zur Abtragung von Knochenanteilen verwendet.

Man unterscheidet zwischen Hohl- und Flachmeißeln.

Das Instrument besteht aus:

- Klinge
- Schaft
- Griff

Der Griff wird aus

- Kunststoff oder
- Metall

gefertigt, wobei sogenannte „Holzgriffe" (Duroplast) aufgrund der Splittergefahr i.d.R. nicht mehr hergestellt werden.

Hohlmeißel:

Sie bestehen aus der Klinge, dem Schaft und einem Griff (meist aus Kunststoff).

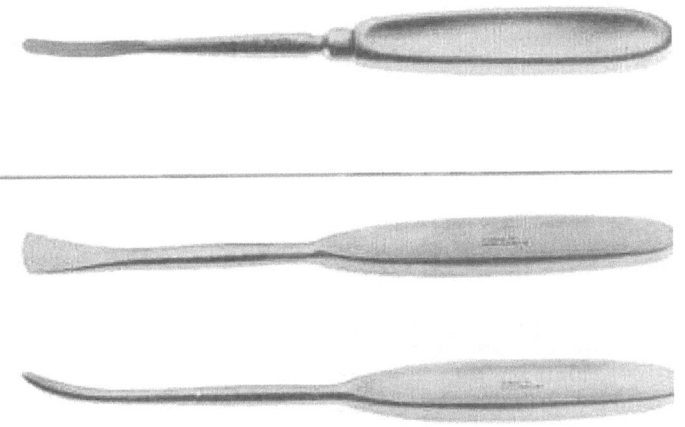

5.1.3 Rasparatorien

Verwendungszweck:

Der Begriff Rasparatorium entstammt dem lateinischen „raspare" – raspeln oder schaben. Das Instrument wird zum Abschaben von Knochen benutzt.

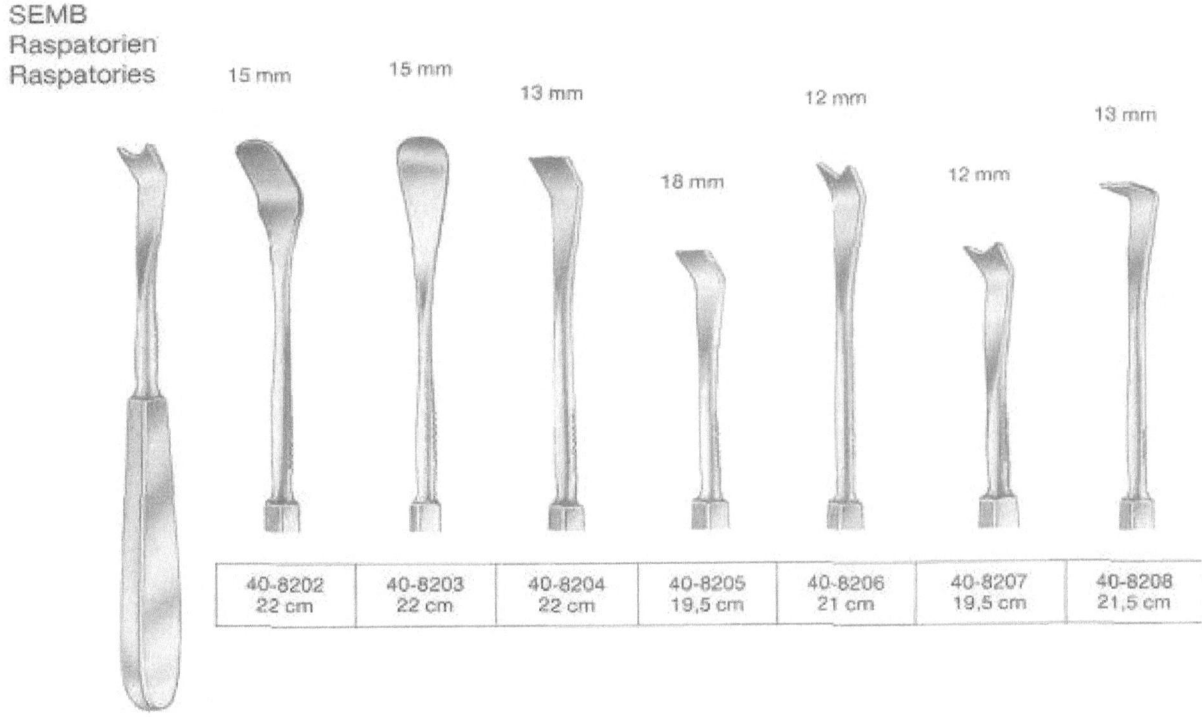

SEMB
Raspatorien
Raspatories

40-8202	40-8203	40-8204	40-8205	40-8206	40-8207	40-8208
22 cm	22 cm	22 cm	19,5 cm	21 cm	19,5 cm	21,5 cm

5.1.4   Löffel

Es handelt sich dabei um löffelförmige Instrumente mit scharf ausgearbeiteten Löffelrändern.

Verwendungszweck:

Das Instrument wird zum Auskratzen von Abszessen und/oder Knochenhöhlen verwendet.

Scharfer Löffel nach Volkmann:

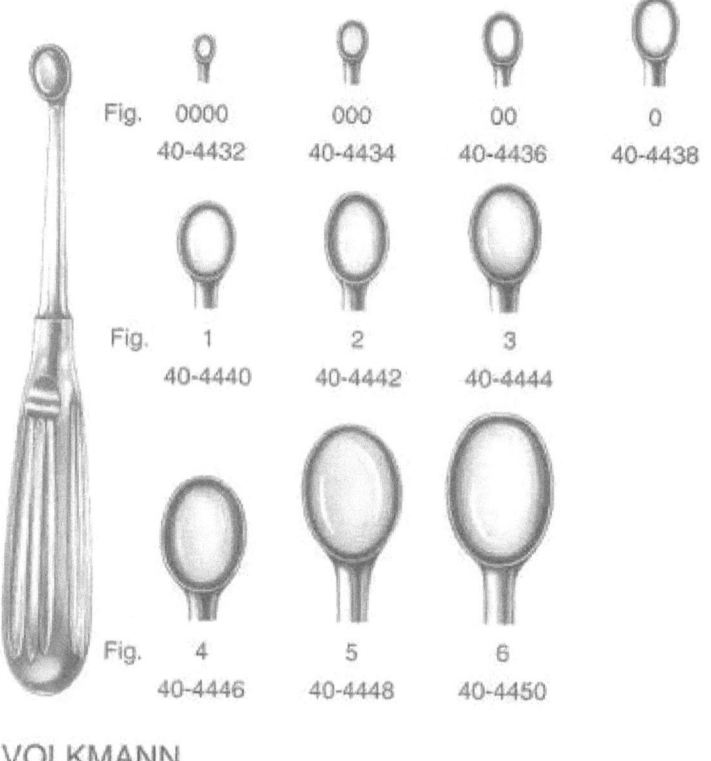

VOLKMANN
17 cm

5.1.5 Dissektoren

Verwendungszweck:

Der Begriff Dissektor entstammt dem lateinischen „dissectio" – Spaltung, Trennung, Durchschneidung.

Dissektoren haben ein ovales Ende, das stumpf, scharf oder gezahnt ausgebildet sein kann.

5.1.6 Hohlmeißelzangen, Knochensplitterzangen, Knochenstanzen

Diese Instrumente werden zum Entfernen von Knochenteilen in verschiedensten Ausführungen angeboten

Hohlmeißelzange nach Luer – Stille:

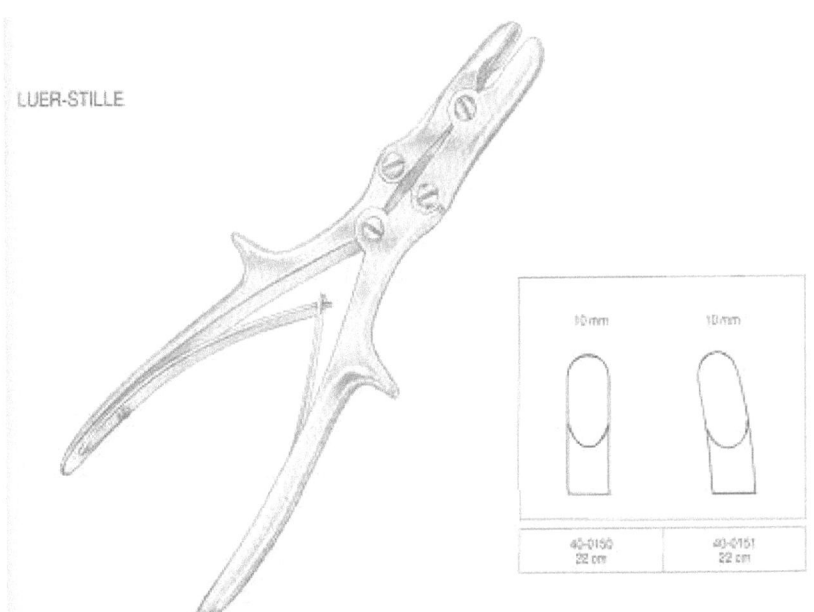

Knochensplitterzange nach Liston

Laminektomiestanze nach Richter, Schlesinger

90 Grad oben oder unten schneidend, verschiedene Maulbreiten;

oder 40 Grad oben schneidend, auch verschiedene Schaftlängen

5.2   Gewebefassende Instrumente

5.2.1 Pinzetten

<u>Aufbau der Pinzetten allgemein:</u>

<u>Das Maulteil:</u>

* Ihre Form entscheidet über den Verwendungszweck.

* Die Maulflächen können **anatomisch, chirurgisch, atraumatisch** sein

<u>Die Griffflächen</u> sind meist quergerieft, hier wird das Instrument gefasst

<u>Am Spiegel</u> sind meist Kennzeichnungen, z.B. Eigentums-, Herstellerzeichen oder Bestellnummern angebracht

<u>Das Federteil</u> gibt dem Instrument bzw. den Schenkeln die notwendige Federwirkung

Anatomische Pinzetten:

Das Standardmodell hat gerade, gerundete Maulenden, quergeriefte Maulflächen und die Griffflächen sind quergerieft.

Es gibt aber auch spezielle Formen z.B.: Gebogen oder bajonettförmige anatomische Pinzetten

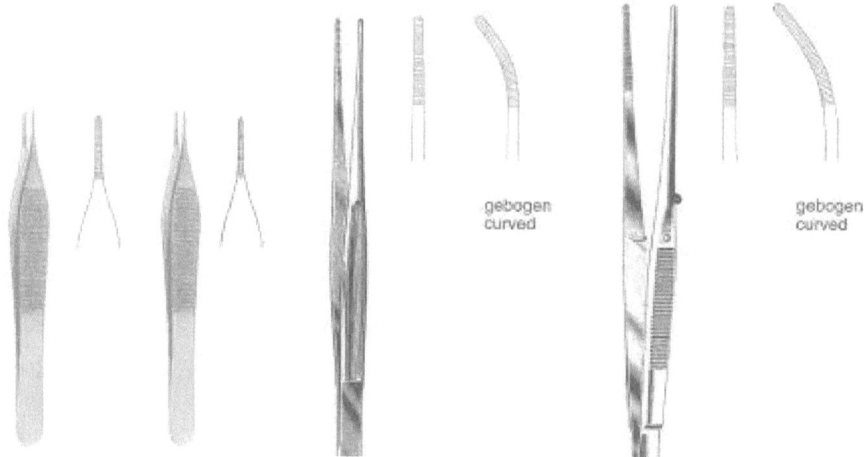

Verschiedene anatomische Pinzetten

Anatomische Pinzette mit Führungsstift:

Lange Pinzetten (teilweise mit feinen Maulteilen) haben einen Führungsstift, welcher die Aufgabe hat ein seitliches Verschieben der Maulteile beim Zusammendrücken zu verhindern.

Chirurgische Pinzetten:

Standardmodell mit 1 x 2 Zähnen:

Gerade, Zahnung, am Maulende ineinandergreifend und quergeriefte Griffflächen.

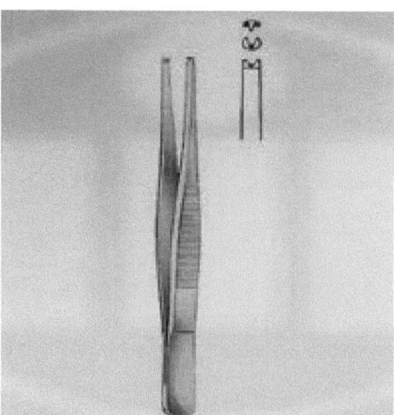

Chirurgische Pinzette

Besonderheiten und Einsatzorte bajonettförmiger Pinzetten:

Bajonettförmig gebogene und kniegebogene Pinzetten sind meist als Nasen- und Ohrenpinzetten bekannt, ihr Verwendungszweck ist aber weit größer. So werden sie u. a. als anatomische, chirurgische, Gefäß-, Koagulations-, Mikro- und Tumorpinzetten eingesetzt und kommen auch in der Wirbelsäulenchirurgie zum Einsatz.

Die Maulflächen sind glatt, gerieft oder vorn mit 1 x 2 ineinandergreifenden Zähnen bestückt.

Atraumatische Pinzetten:

Die atraumatischen Pinzetten haben eine spezielle Zahnung (DeBakey), die das Quetschen des Gewebes verhindert und werden hauptsächlich bei Darm- und Gefäßoperationen eingesetzt.

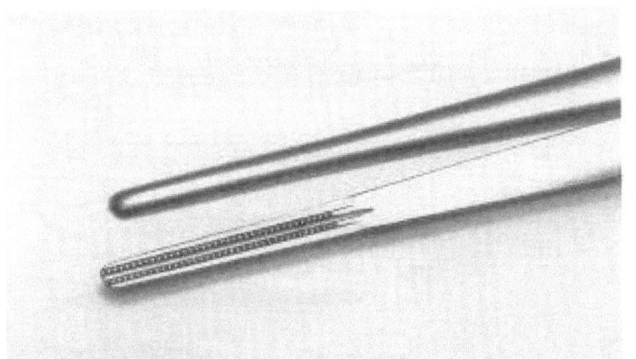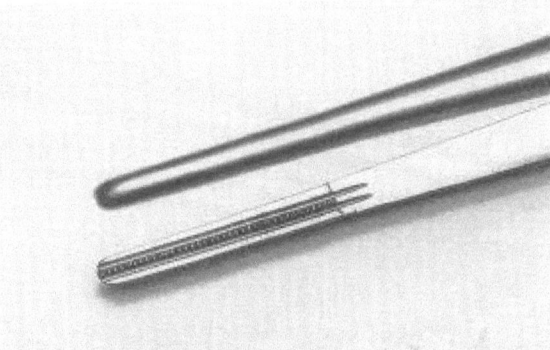

Atraumatische Pinzetten

Aufbau der bipolaren Koagulationspinzetten:

Am Pinzettenende befindet sich eine Steckverbindung zum Anschluss an das stromführende Kabel.

Die meisten bipolaren Pinzetten sind bis auf die Maulspitzen isoliert.

Koagulationspinzetten haben z. Teil Maulenden wie Mikropinzetten

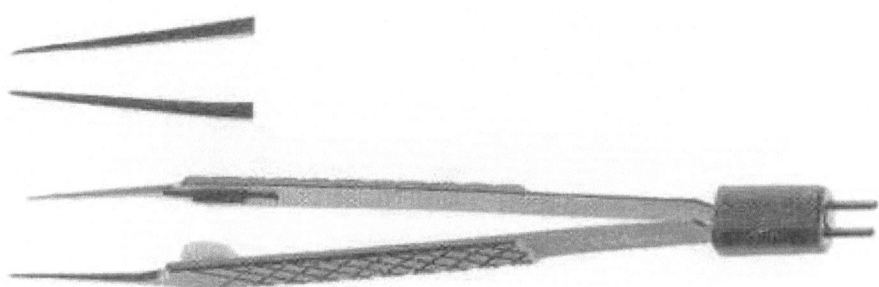

Bipolare Koagulationspinzette

5.2.2 Klemmen

Einteilung der Klemmen:

Analog zu den Pinzetten gibt es auch bei den Klemmen die Maulformen:
anatomisch, atraumatisch und chirurgisch.

Atraumatische Klemmen:

Dies sind Instrumente, deren Maulflächen ein besonderes Zahnprofil haben. Die besondere Zahnart und die Anordnung der Zähne verhindern beim Schließen der Maulteile eine Verletzung (Traumatisierung) des Gewebes oder der Organe.

Weichfassende Klemmen:

Bei diesen Klemmen sind die Maulteile aus federndem Stahl und in der Mauldicke dünner ausgearbeitet. Dadurch wird das zu fassende oder zu haltende Material, z.B. Darm, Magen, kaum oder gar nicht verletzt.

Hartfassende Klemmen:

Die Maulteile dieser Instrumente sind nicht federnd und nur wenig elastisch. Mit diesen Klemmen gefasstes Material wird durch das Maulteil kräftig und hart gefasst oder gehalten und kann sogar gequetscht werden.

Maularten der Klemmen:

Bei den Maularten unterscheidet man:

- kurzes Maul (z.B. Peritoneumklemme nach Mikulicz)
- langes Maul (z.B. Ligatur- und Präparierklemme nach Rummel, Fuchsig)

Anwendungsbereiche der atraumatischen Klemmen:

Gefäßklemmen nach de Bakey:

Die atraumatischen Klemmen nach DeBakey werden aufgrund ihrer speziellen Zahnung der Maulflächen hauptsächlich zum Abklemmen von Blutgefäßen verwendet.

Je nach Breite der Maulteile und vorgesehenem Verwendungszweck ist das entsprechende Zahnprofil angebracht.

Gefäßklemmen nach Cooley und de Bakey:

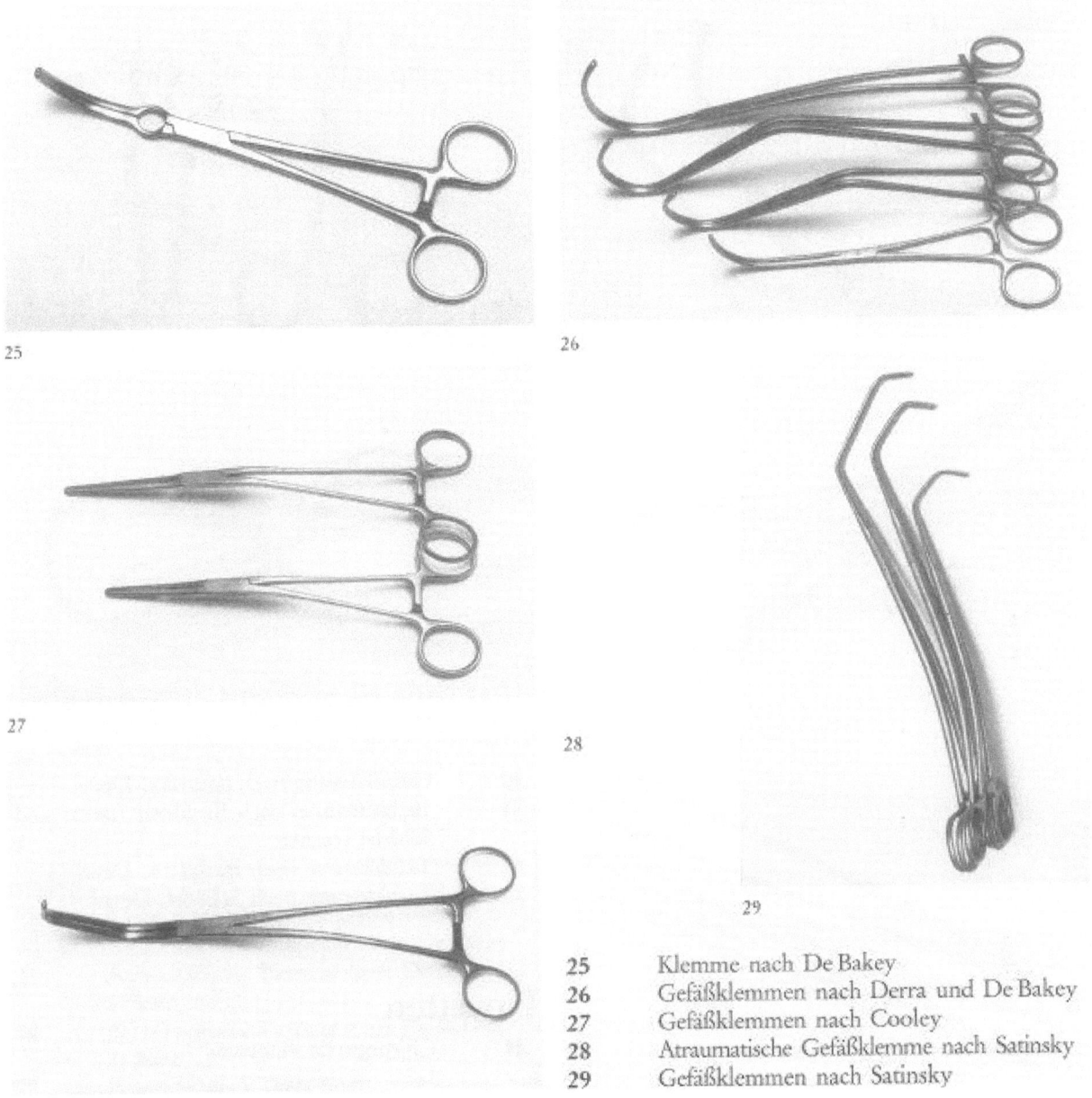

25	Klemme nach De Bakey
26	Gefäßklemmen nach Derra und De Bakey
27	Gefäßklemmen nach Cooley
28	Atraumatische Gefäßklemme nach Satinsky
29	Gefäßklemmen nach Satinsky

Bulldogklemme nach de Bakey:

Die Klemme ist schlank und hat Maulflächen mit der Zahnung nach DeBakey (syn. „Alligatorklemme").

Das Maulteil kann gerade oder gebogen sein.

Darmklemmen:

Sie haben lange, weichfassende und federnde Maulteile. Um empfindliches Gewebe zu schonen und dennoch sicher fassen zu können, werden die Maulteile teilweise zusätzlich noch mit Textilgewebe überzogen.

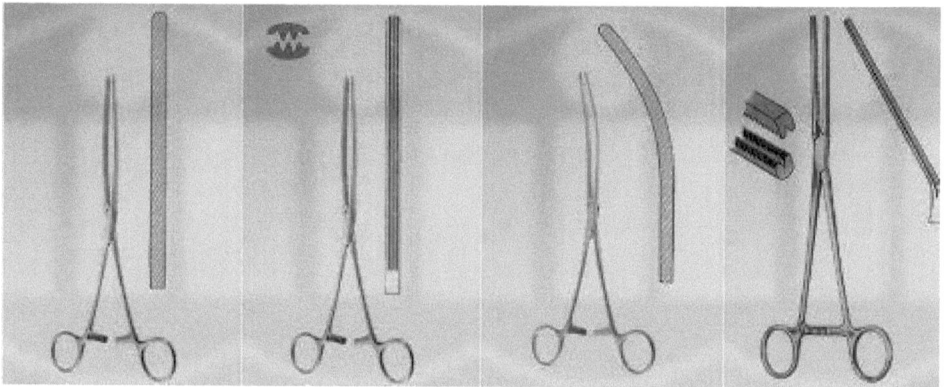

Gerade oder gebogene Arterienklemmen

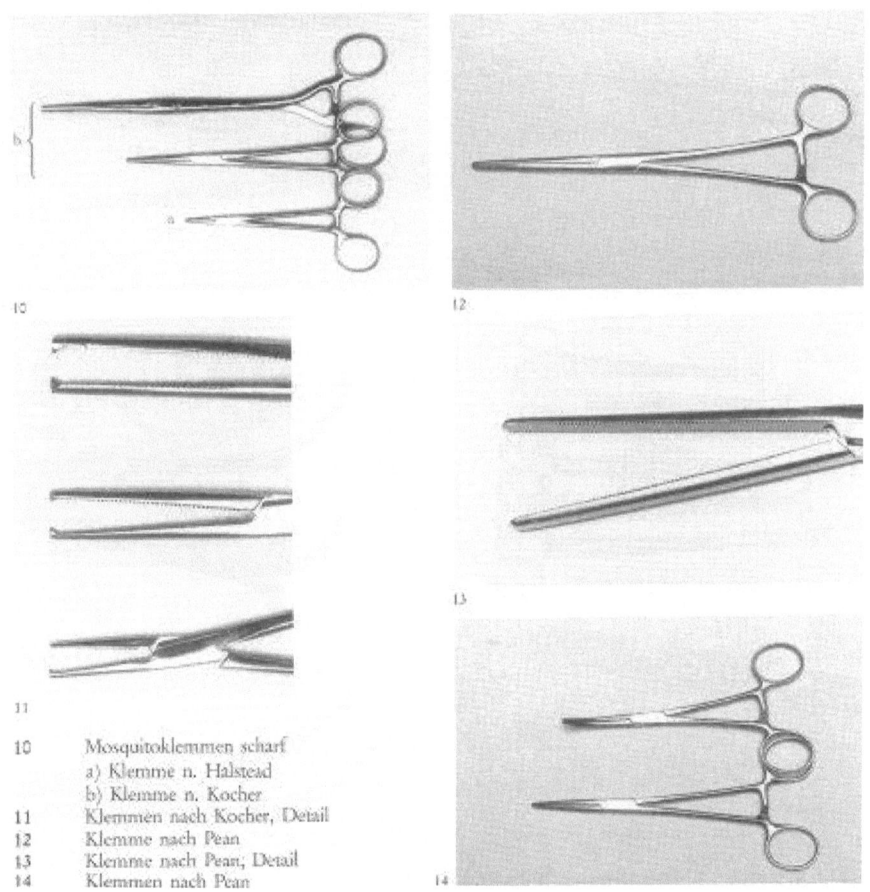

10   Mosquitoklemmen scharf
      a) Klemme n. Halstead
      b) Klemme n. Kocher
11   Klemmen nach Kocher, Detail
12   Klemme nach Pean
13   Klemme nach Pean, Detail
14   Klemmen nach Pean

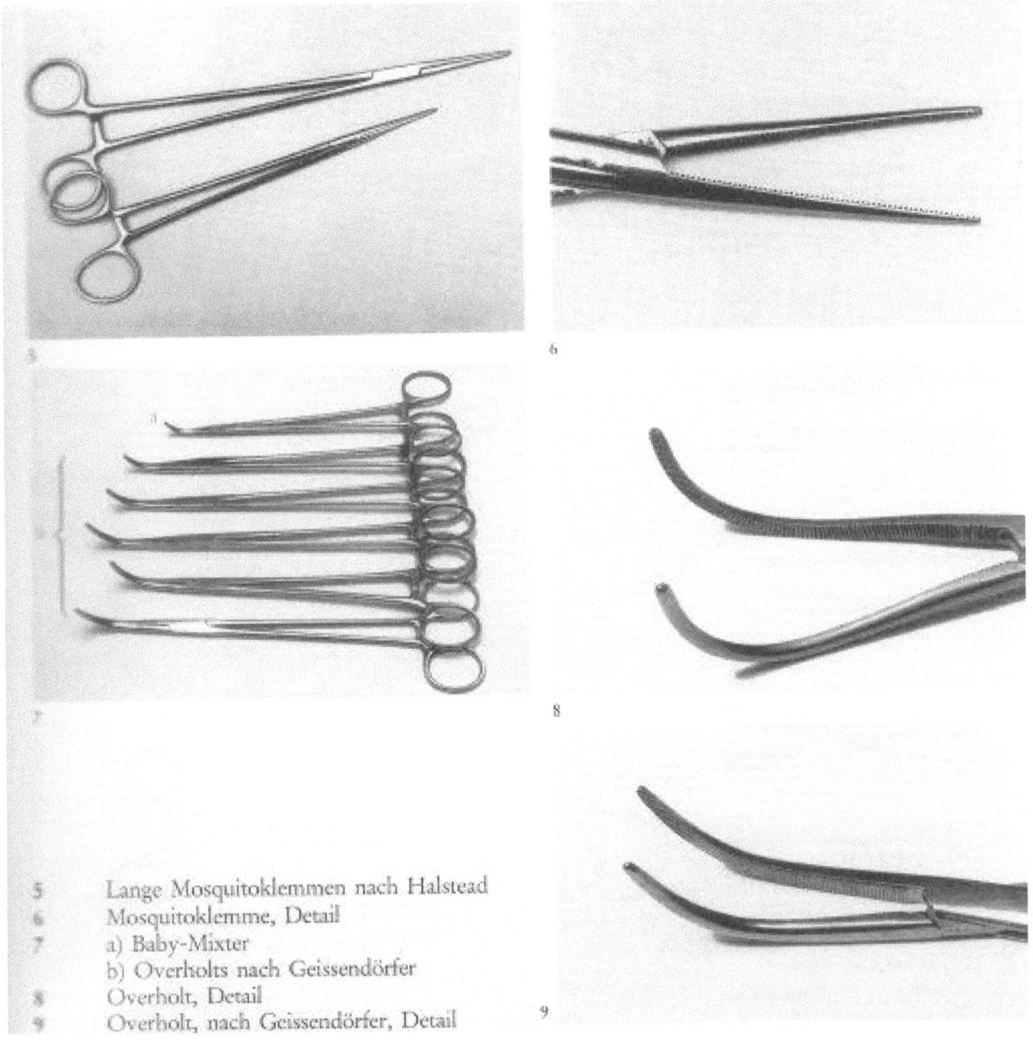

5   Lange Mosquitoklemmen nach Halstead
6   Mosquitoklemme, Detail
7   a) Baby-Mixter
     b) Overholts nach Geissendörfer
8   Overholt, Detail
9   Overholt, nach Geissendörfer, Detail

Hartfassende Klemmen:

Arterienklemme n. Mikulicz

Mit 1 x1 Zahnung zum sicheren Halten von Gewebeteilen hauptsächlich bei gynäkologischen Eingriffen.

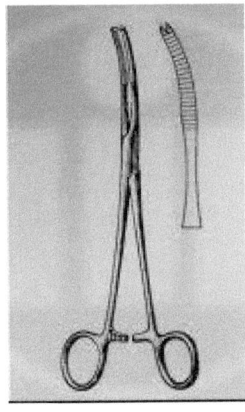

5.2.3 Zangen

<u>Zu den Fasszangen gehören:</u>

- Korn– / Tupferfasszangen

- Organ– / Gewebefasszangen

- Knochenfass – oder –haltezangen

<u>Organ – Gewebefasszangen:</u>

Haken oder Kugelzange nach Martin, Pozzi oder Schröder. Sie wird meist als Uterusfasszange verwendet.

<u>Hakenzange nach Museux</u>

Mit 2 x 2 oder 3 x 3 scharfen, ineinandergreifenden Zähnen. Sie

wird z.B. auch als Unterusfasszange verwendet.

<u>Darm- und Gewebefasszange nach Allis</u>

Breit an den Maulenden, 5 x 6 scharfe, ineinandergreifende Zähne

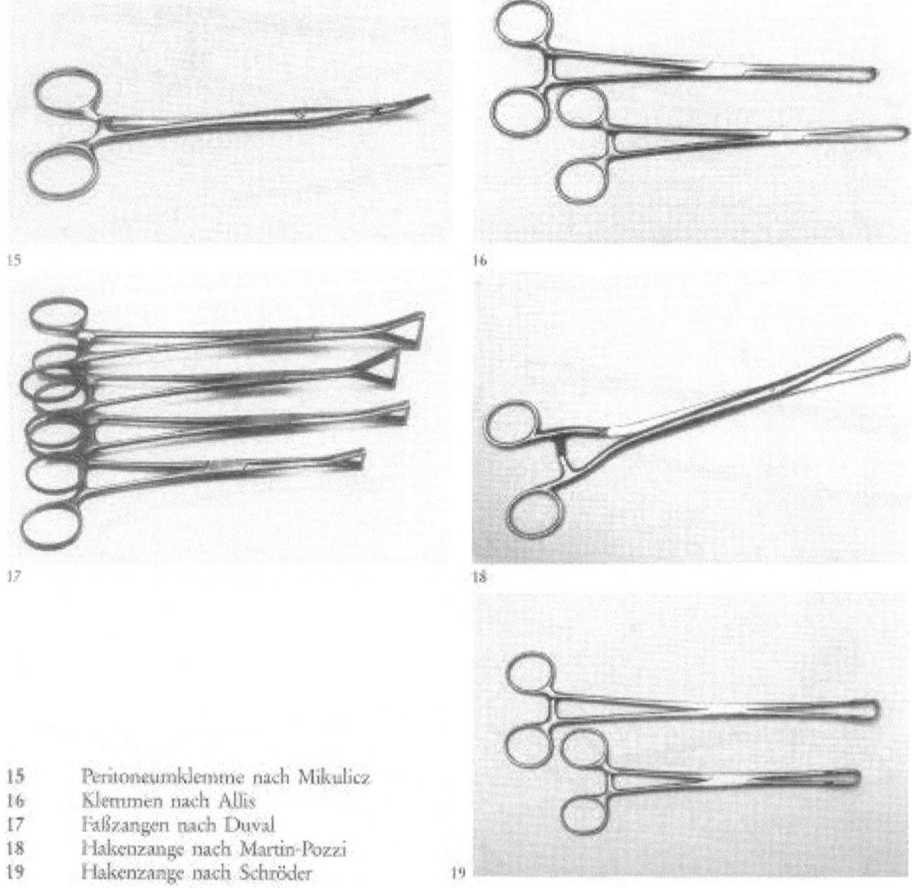

15	Peritoneumklemme nach Mikulicz
16	Klemmen nach Allis
17	Faßzangen nach Duval
18	Hakenzange nach Martin-Pozzi
19	Hakenzange nach Schröder

5.3   Gewebeweghaltende Instrumente

In diese Gruppe gehören:

- Wundhaken
- Bauchdeckenhalter (Rahmen)
- Extraktoren (Sperrer)
- Knochenhebel
- Spekula
- Spatel
- Nerven- und Gefäßhäkchen

Wundhaken und Wundsperrer

Wundhaken und Wundsperrer lassen sich in vier Gruppen unterteilen:

- Stumpfe Wundhaken
- Stumpfe Wundsperrer
- Scharfe Haken

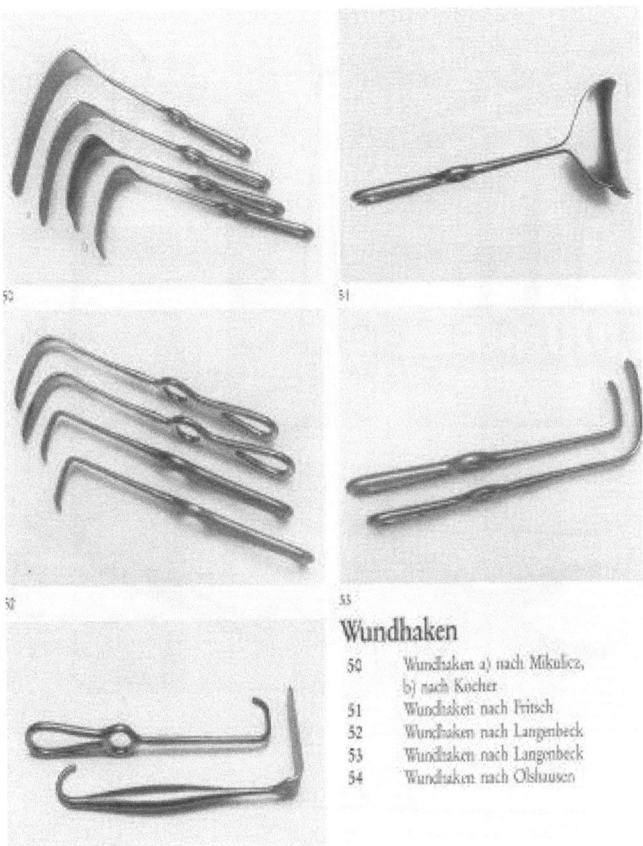

Wundhaken

50   Wundhaken a) nach Mikulicz,
     b) nach Kocher
51   Wundhaken nach Fritsch
52   Wundhaken nach Langenbeck
53   Wundhaken nach Langenbeck
54   Wundhaken nach Olshausen

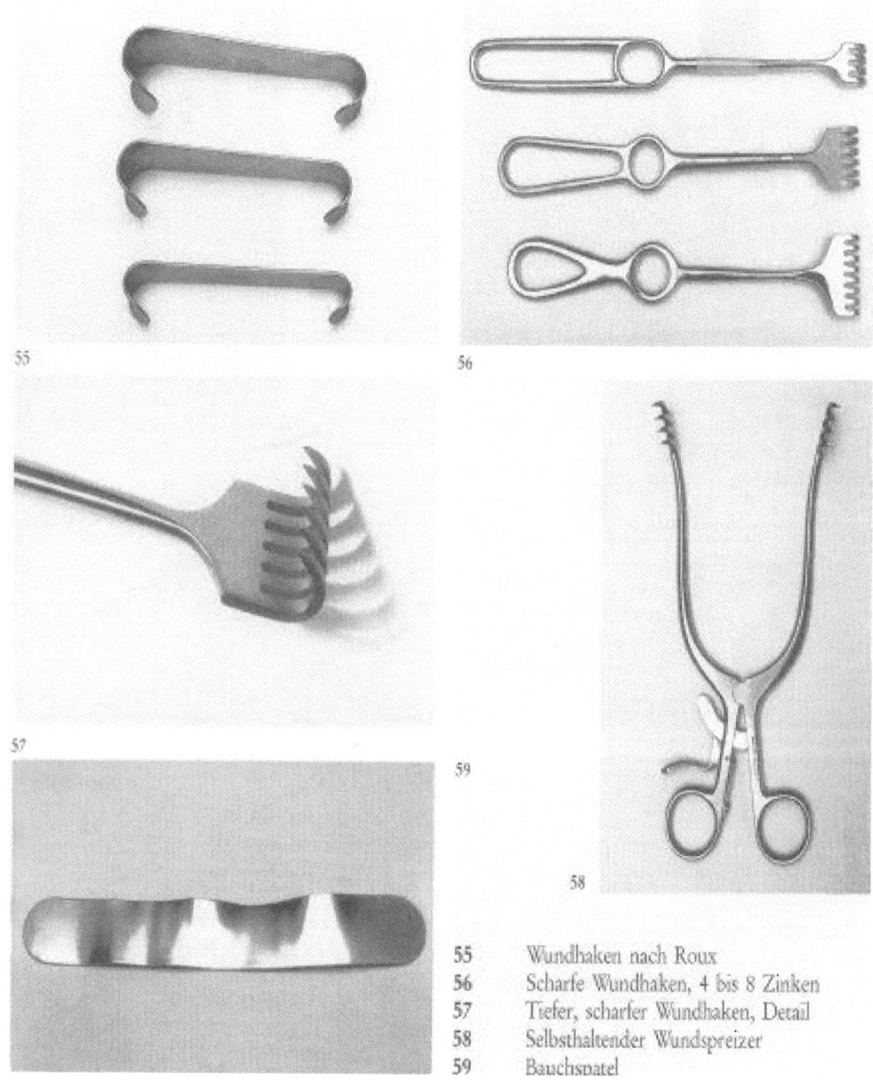

55	Wundhaken nach Roux
56	Scharfe Wundhaken, 4 bis 8 Zinken
57	Tiefer, scharfer Wundhaken, Detail
58	Selbsthaltender Wundspreizer
59	Bauchspatel

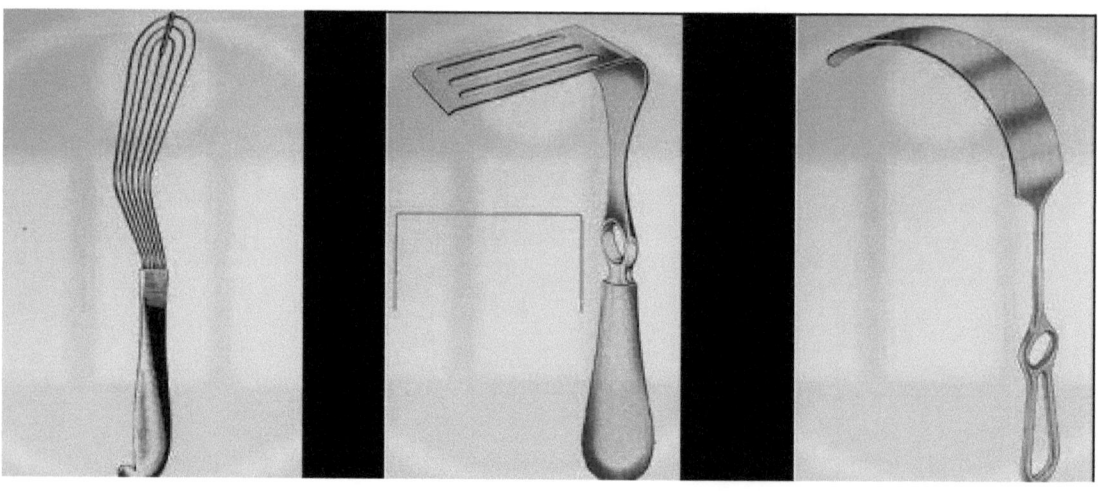

Lungenspatel n. Allison   Wundhaken n. Rehn   Wundhaken n. Doyen

Bauchdeckenhalter:

Sie wurden erdacht, um eine möglichst große Übersicht über den gesamten Bauchraum zu schaffen und die Assistenten zu entlasten. Bauchdeckenhalter werden in zahlreichen Ausführungen angeboten.

Sie bestehen entweder aus einem Rahmen, einer Führungsstange oder einem Spreizer mit jeweils dazu gehörigen mehreren meist sattelförmig gewölbten Hakenvalven, die im Arbeitsteil eingehängt werden können.

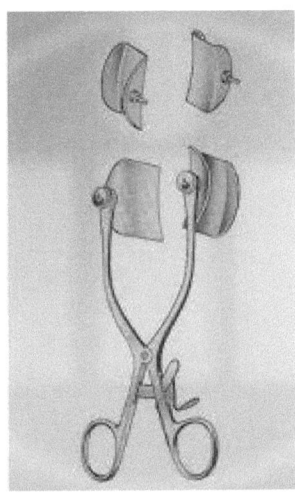 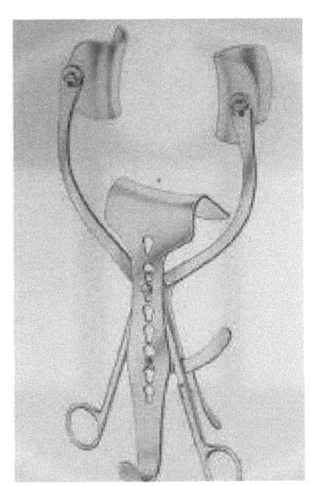

Scharfe Wundsperrer:

Wundsperrer werden ebenfalls eingesetzt, um die Wundränder auseinanderhalten. Das Instrument wird durch spezielle Sperren in gespreiztem Zustand festgehalten.

Wund- und Laminektomiesperrer

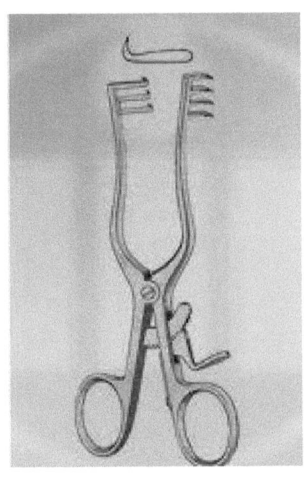 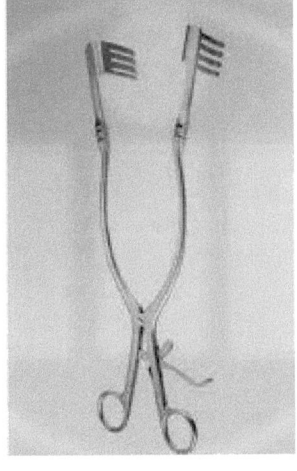 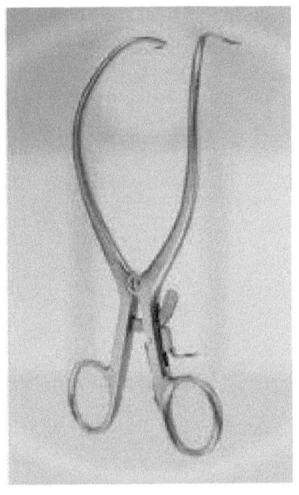

Wundspreizer n. Weitlaner   Laminektomiespreizer   Wundspreizer n. Gelpi

5.3.1 Gewebezusammenführende Instrumente

Gewebezusammenführende Instrumente werden zum Fassen, Halten von Gewebe, Knochen und medizinischen Materialien sowie zum Führen chirurgischer Wundnadeln und Nadelfadenkombinationen bei der Naht verwendet

Typische Instrumente dieser Gruppe sind:

- Nadelhalter

- Nadeln

- Repositionszangen, usw.

<u>Nadelhalter</u>

<u>Verwendungszweck:</u>

Nadelhalter werden gewöhnlich unterteilt in Maul, Schlussteil und Branchen (mit / ohne Feder oder Sperre) und Ringe.

Die Instrumente ähneln Ringzangen und Klemmen.

Die Maulflächen haben in der Regel Hartmetalleinlagen. Solche Nadelhalter erkennt man, wie schon erwähnt, an den vergoldeten Ringen.

<u>Nadelhalter nach Hegar:</u>

Die Branchenenden sind mit Ringen und Sperre versehen. Die Maulflächen sind kreuzgerieft und haben eine Hartmetalleinlage.

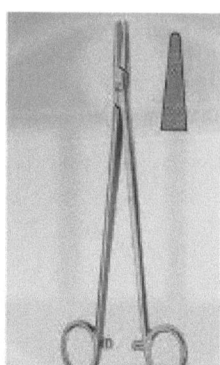

Nadelhalter nach Hegar

Doppelt gebogener Nadelhalter nach Bozemann:

Die Maulflächen sind kreuzgerieft und haben Hartmetalleinlagen. Die Branchen sind vorn und hinten gebogen. Das Instrument hat Ringe und Sperre, es wird häufig in der Gynäkologie eingesetzt.

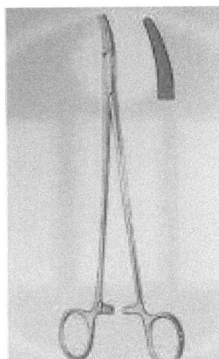

Doppelt gebogener Nadelhalter nach Bozemann

Mikronadelhalter sind spezielle Nadelhalter, welche im Bereich der Mikrochirurgie eingesetzt werden.

Unter dem Begriff Mikrochirurgie versteht man Operationen, die nur unter Zuhilfenahme spezieller optischer Geräte, wie z.B. einer Lupenbrille oder des Operationsmikroskops durchgeführt werden können. Mikrochirurgie findet u.a. Anwendung bei Augen-, Gefäß- u. bei kosmetischen Operationen.

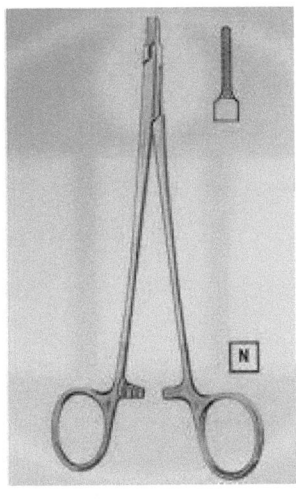
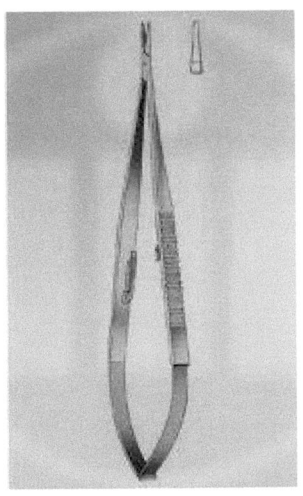
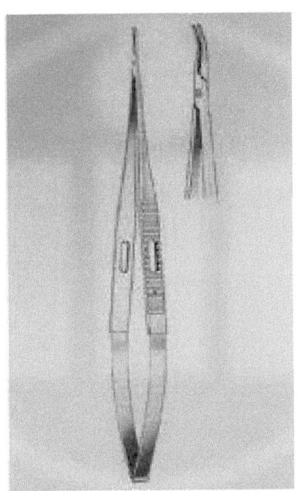

Nadelhalter

5.4   Gewebeschützende Instrumente

Gewebeschützende Instrumente werden zum Schützen von Gewebe, Organen, Knochen usw. verwendet.

Typische Instrumente dieser Gruppe sind:

- Hohlsonden

- Gewebeschutzhülse

- Gewebeschutzbleche

- u.a.

5.5   Gewebetastende Instrumente

Gewebetastende   Instrumente werden zum Sondieren und Erweitern von Hohlorganen, Gewebe und Körperöffnungen verwendet

Typische Instrumente dieser Gruppe sind:

- Sonden,

- Bougies,

- Dilatatoren usw.

Sonden

Bei Sonden handelt es sich um Instrumente zum Abtasten, Messen, Untersuchen und Einführen in Hohlräume. Der Durchmesser von Sonden wird in Millimeter oder Charriere angegeben.

Sonden können biegsam, elastisch oder starr sein

Sonden mit einem Arbeitsende werden als *Knopfsonden*, mit zwei Arbeitsenden als *Doppelknopfsonden* bezeichnet.

Die Arbeitsenden können konisch-, kugel- oder olivenförmig sein.

<u>Knopfsonde (Uterussonde nach Sims)</u> mit Zentimeter- Graduierung zur Austastung der Gebärmutter

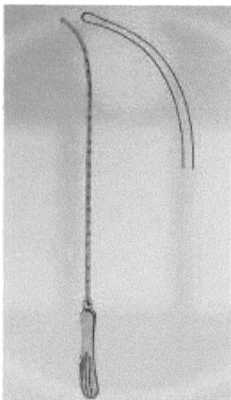

Knopfsonde

Spülsonden dienen dazu, Spülflüssigkeiten und/oder Medikamente in Hohlräume einzubringen.

Bougies und Dilatatoren

Verwendungszweck:

Bougies und Dilatatoren dienen dazu, Verengungen von Hohlorganen und Körperhöhlen zu dehnen und/oder zu erweitern. Sie finden ihre Anwendung hauptsächlich in den urologischen und gynäkologischen Fachabteilungen, um die Harnröhre oder den Uterus aufzudehnen.

Merkmale:

Die Arbeitsenden sind stumpf und abgerundet. Diese Instrumente werden auch als Satz angeboten, wobei die Durchmesser fließend ineinander übergehen. Die Maßangabe erfolgt dabei meist in Charriere.

Uterusdilatator nach Hegar:

Schwach gebogen, abgerundete, kurze, konische Spitze, abgeflachtes Griffende

Weitere Dilatatoren sind:

- Gallengangdilatatoren, Tränenkanaldilatatoren, Gefäßdilatatoren usw.

5.6 Implantierungsinstrumente

5.6.1 Zur Osteosynthese
- Messlehren
- Schraubenmessgerät
- Tiefenmessgerät
- Bohrlehren
- Nagellehren
- Schraubendreher
- Führungsspieße

5.6.2 Zur Implantation von Hüft- und Kniegelenksprothesen
- Schaftraspeln
- Bohrlehren
- Schieblehren
- Halteinstrumente
- Hämmer
- u.a.

5.7   Instrumente zur Absaugung

5.7.1   Saugeransätze

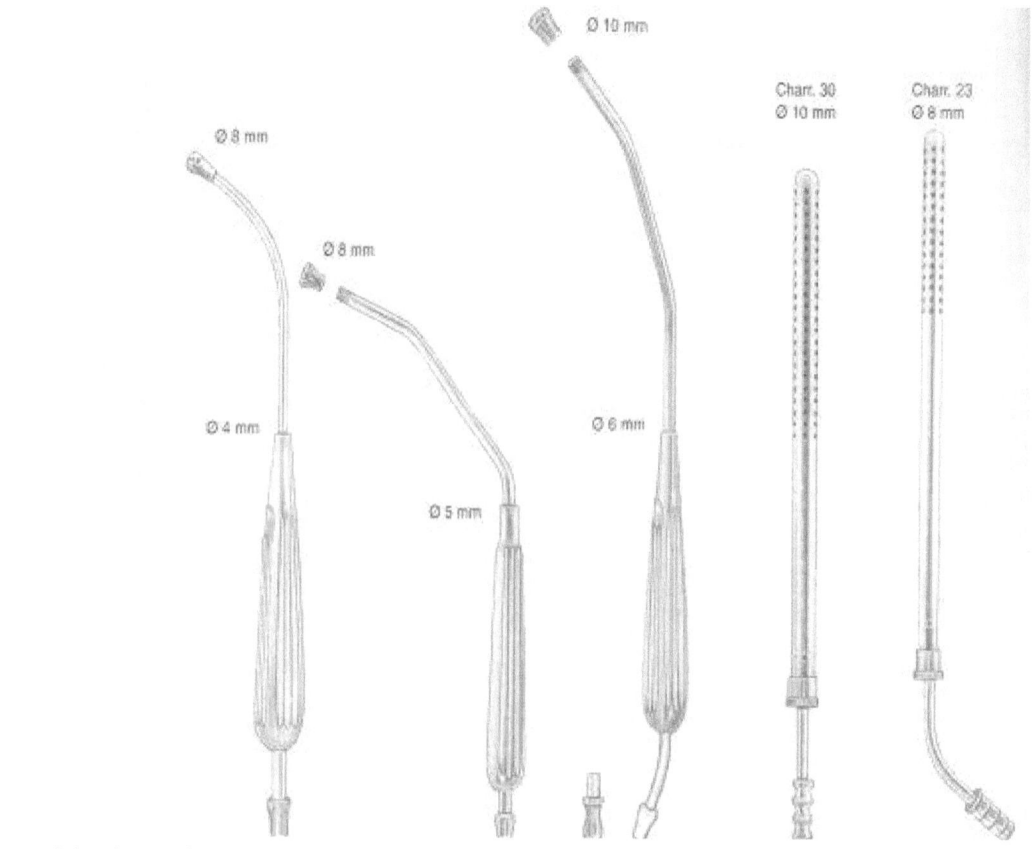

Verschiedene Saugeransätze

6   Einige Beispiele von Instrumentensieben

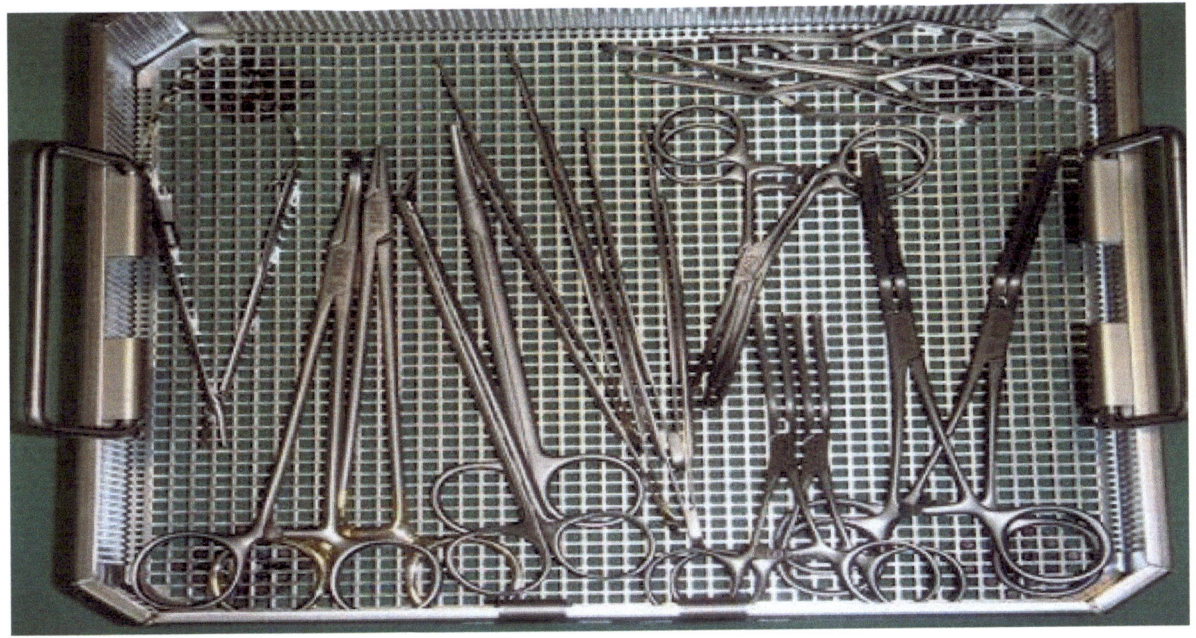

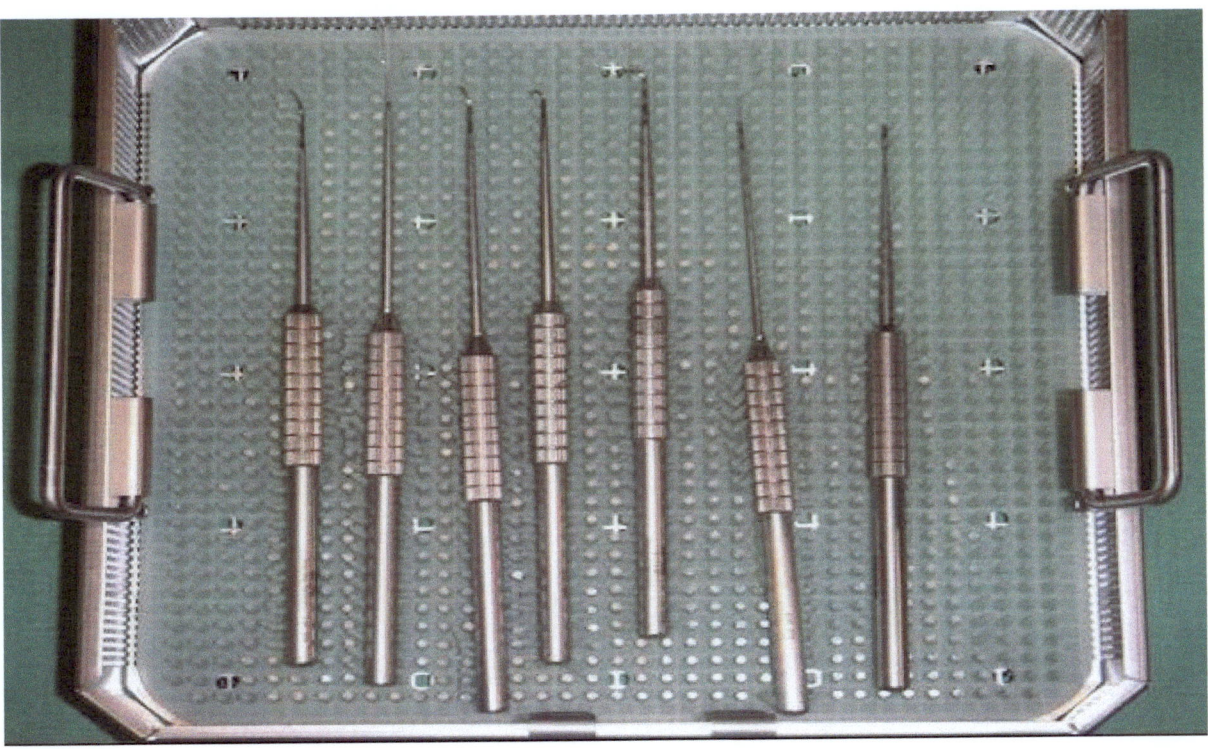

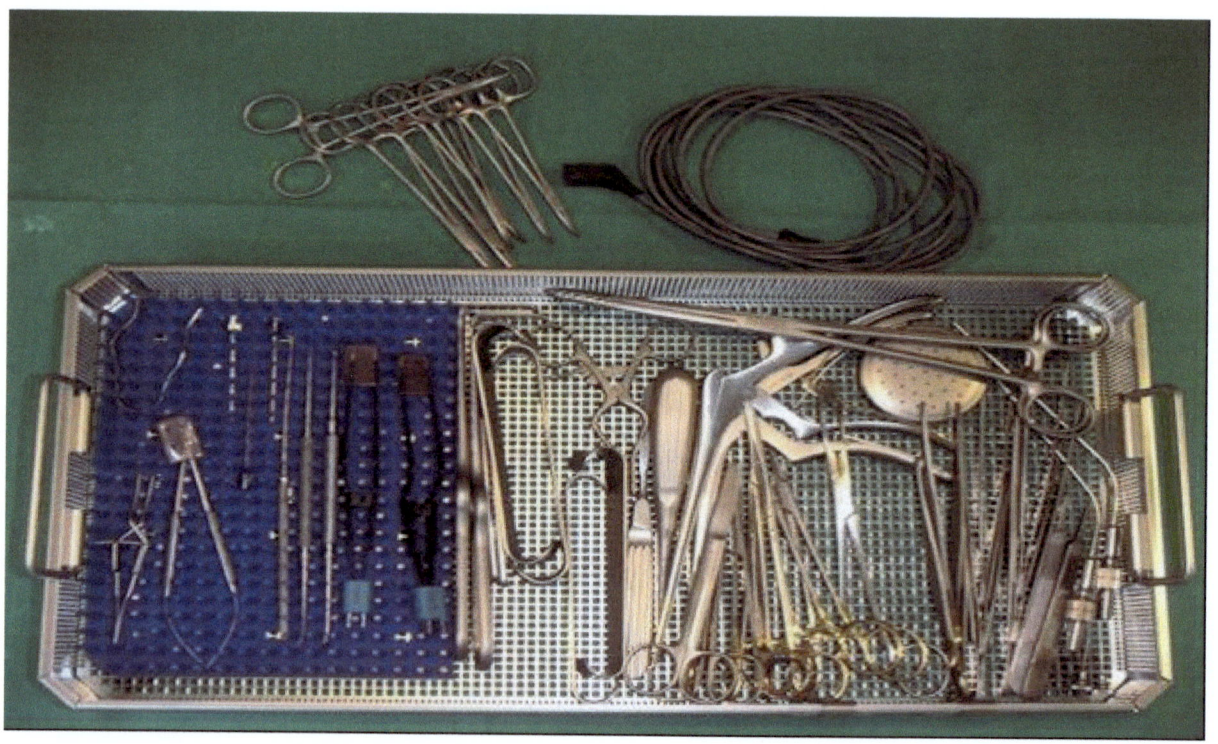

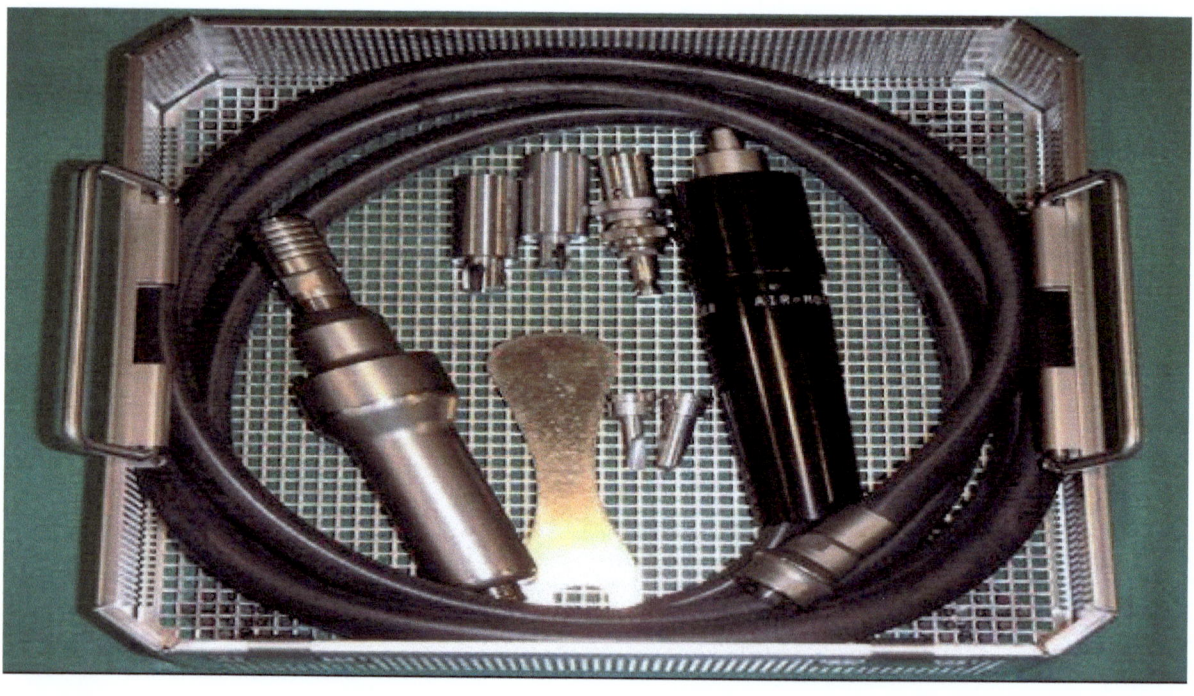

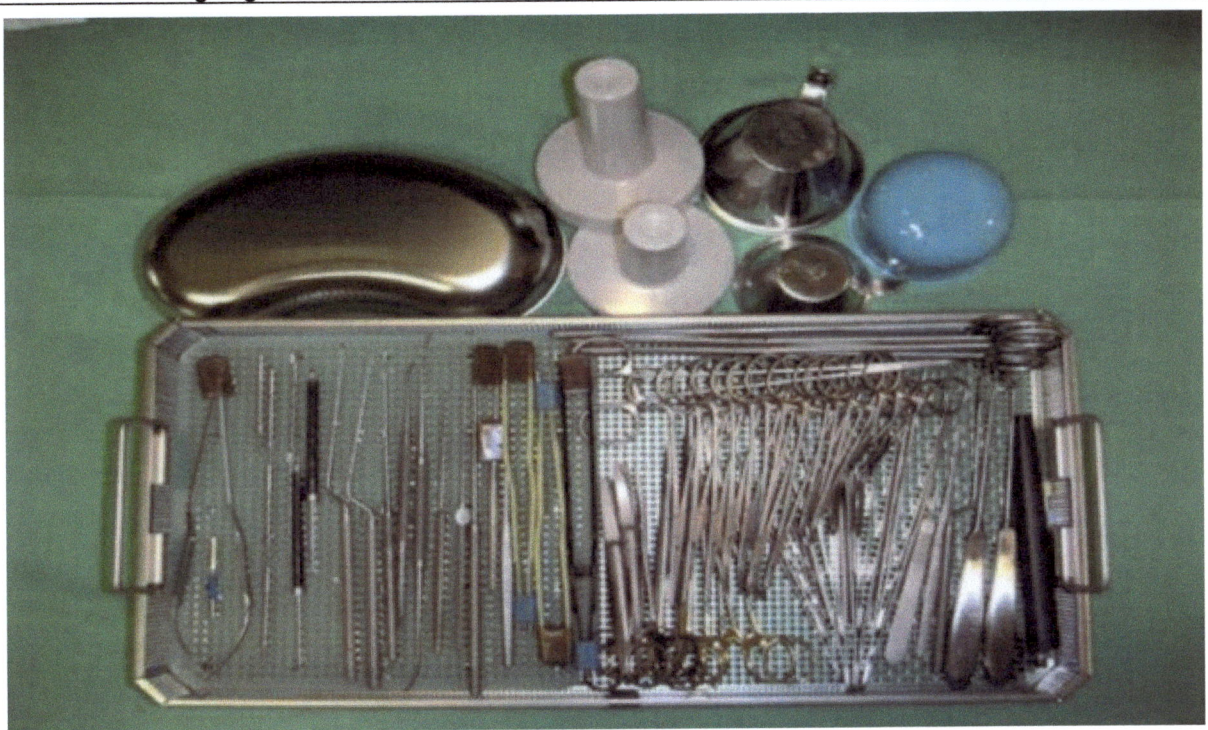

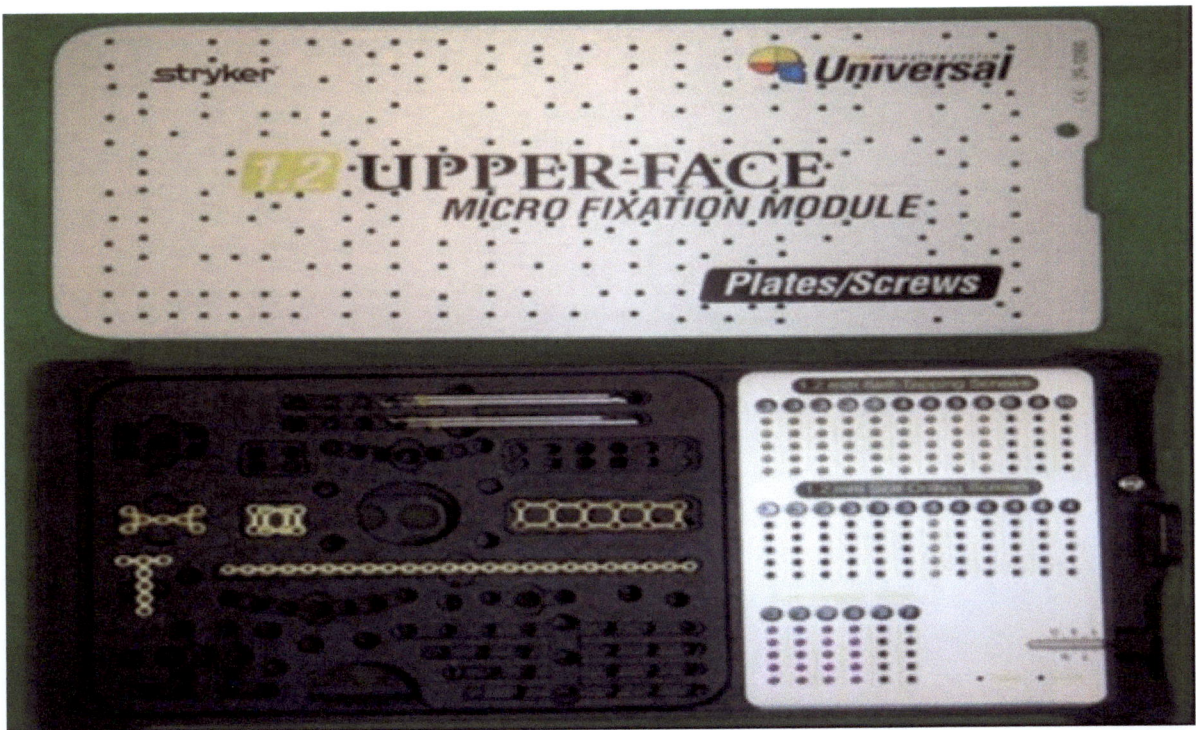

7 Prüfung und Pflege von Instrumenten

Siehe Modul: „Werterhalt von wieder aufbereitbaren Medizinprodukten"

8 Instrumentenkunde im Praktikum

Im Praktikum sollten die Teilnehmerinnen und Teilnehmer folgende theoretische Inhalte in der Praxis sehen, bzw. gezeigt bekommen:

- Erkennen der chirurgischen Instrumente und deren Zuordnung in den Packlisten

- Erkennen von Merkmalen der chirurgischen Instrumente und deren Bedeutung im Rahmen des Aufbereitungsprozesses.

9 Literatur

- Fort- und Weiterbildung für den Operationsdienst: „Lernzielkatalog für den praktischen Unterricht – Teil 3 Instrumentenkunde", 1996, Deutscher Berufsverband für Pflegeberufe e. V.

- Manfred Wenzel (Hrsg.): Instrumentensiebe, Operationsabläufe, Verlag Bibliomed.

- Instrumenten- Aufbereitung richtiggemacht; Arbeitskreis Instrumenten-Aufbereitung 11. Ausgabe 2017.

- Instrumenten-Aufbereitung in der Zahnarztpraxis richtig gemacht

4. Jubiläumsausgabe 2016 Dental-Instrumente

O. BAHN (M.SC.), ISBN: 9783734708244
© 2023, Oliver Bahn
Herstellung und Verlag: BoD – Books on Demand, Norderstedt